ygiène.

T.

TRAITÉ D'HYGIÈNE D'HIPPOCRATE,

OU

L'ART DE PRÉVOIR LES MALADIES

DU CORPS HUMAIN

PAR L'ÉTAT DU SOMMEIL;

Traduit du grec par M. D***.

OUVRAGE UTILE AUX DEUX SEXES.

Principiis obsta; aliquandò enim serò medicina paratur.

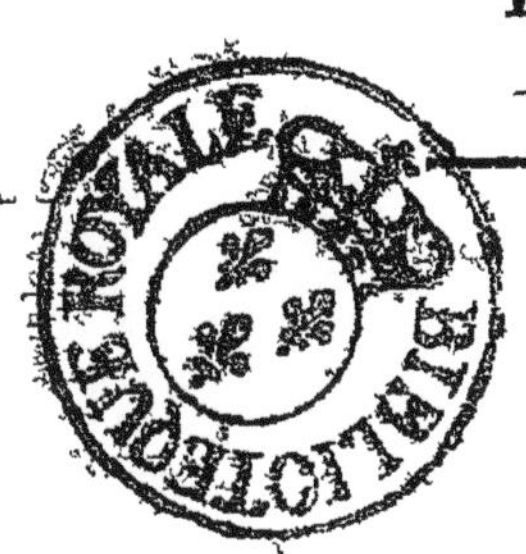

A PARIS,

CHEZ J. L. SCHERFF, Imprimeur, passage du Caire, nº. 54;

Et chez tous les Libraires de la Capitale.

1816.

AVANT-PROPOS.

Le fameux Hippocrate, si célèbre dans la médecine, et dont la vaste étendue des connaissances dans cette science nous dispense d'en faire l'éloge, nous a laissé plusieurs Traités dont les traductions peu nombreuses se trouvent toujours recherchées par les savans et les littérateurs les plus distingués; mais comme ces divers Traités forment un Ouvrage très-volumineux et très-dispendieux, qui par ce moyen ne se trouve pas proportionné aux facultés de tout le monde, nous avons jugé à propos de séparer des Œuvres de ce grand maître ce petit Traité que nous offrons aujourd'hui au public, afin que chacun puisse en jouir et le consulter au besoin. Il nous a paru d'un tel intérêt que nous n'avons pu résister au désir de le publier; et pour fixer notre opinion sur le mérite qu'il présente, nous dirons, d'accord avec beaucoup de personnes qui seront de notre avis, qu'Hippocrate lui-même ne l'a composé que dans l'intention de nous donner, d'après le système de beaucoup d'autres philosophes, un précis de la *Médecine universelle*. Il s'en est fait même, selon toute apparence, un amusement et en même tems une étude qu'il n'a pas dédaignée, car en fait de conjectures puisées dans l'état du sommeil et la disposition où l'on s'y trouve, il faut être profondément versé dans cet Art pour en tirer d'aussi naturelles et d'aussi vraisemblables; et l'on peut dire que ces conjectures ont été pour lui un objet tout particulier de son attention, comme elles le sont sur toutes autres matières pour beaucoup d'autres savans. Tout ceci ne détruit nullement, et l'on n'est pas moins forcé de reconnaître les principes généraux et raisonnés qui font la base principale de la médecine pratique; mais comme ces principes sont souvent éloignés des conséquences qu'on en tire, et les causes des effets qu'elles produisent, de-là naît quelquefois d'un côté cette difficulté dans l'application exacte de ces mêmes principes, et de l'autre le défaut d'union ou de rapprochement certain des causes avec leurs effets.

Qu'on ne s'imagine pas pour cela que nous voulions donner une idée défavorable de la Médecine : nous sommes si éloignés d'y porter aucune atteinte, lorsque nous en aurions les moyens, qu'au contraire nous faisons l'aveu très-sincère que cette science procure un très-grand bien et même des secours incalculables à l'humanité qui en a besoin. Nous ajouterons seulement que quelquefois aussi elle entraîne avec elle un très-grand mal. Mais qui ne pourrait reprocher ce défaut à bien d'autres *Sciences* ?

Le Traité dont nous donnons aujourd'hui la traduction, offre donc à chacun, non seulement la facilité de juger de l'état de santé ou de maladie où il se trouve après son réveil, mais encore les moyens d'appliquer soi-même, dans le dernier cas, les remèdes propres à prévenir le mal et à en détruire la cause naissante. Qu'on se pénètre bien en effet des idées de l'Inventeur de la médecine, et l'on ne tardera pas à s'apercevoir combien elles font naître de réflexions propres à nous guider dans l'Art simple de nous gouverner nous-mêmes et de nous procurer l'état de santé qui est le seul bien réel dont nous jouissions dans ce monde. Hippocrate s'étant borné à des règles très-courtes, n'a eu probablement d'autre intention que de nous donner la clef d'une science que nous pouvons développer et étendre nous-mêmes à l'infini, sans aucun secours étranger. Son Traité est d'ailleurs à la portée de tout le monde, en ce qu'il n'est point rempli de ces termes de l'Art, qu'on nomme ordinairement *techniques*, qui embarrassent toujours par la difficulté de les comprendre, à moins d'avoir recours à des Dictionnaires qui ne se trouvent pas toujours entre nos mains.

Si donc l'on veut prévenir et éviter les dangers dont on peut être menacé pendant le sommeil de la nuit, il faudra, sitôt que l'on sera éveillé, rechercher avec la plus grande exactitude les diverses situations où l'on se sera trouvé pendant ce même sommeil; et par suite de ce qu'on aura vu, juger de l'application des différens remèdes qu'on doit employer, et du régime que l'on doit suivre. Qu'on se rappèle toujours néanmoins que ce sont toutes conjectures qui n'en sont pas moins un Art, et qu'à l'aide de cet Art on aura l'avantage de prévoir l'état bon ou mauvais de sa santé, et de plus celui de prévenir les attaques qui pourraient en déranger l'économie.

Hippocrate qui vivait au sein du paganisme, et qui n'en reconnaissait pas moins intérieurement l'existence d'une seule Divinité qui gouverne tout, nous parle suivant le langage de son tems, lorsqu'il nous prescrit d'*avoir recours à la puissante intervention des dieux célestes et terrestres pour éloigner de nous les maux et les malheurs dont nous sommes quelquefois menacés durant le sommeil*; mais comme notre langage diffère essentiellement du sien, par rapport à notre doctrine et au tems où nous vivons, il nous est toujours facile de substituer notre croyance à la sienne et d'adopter les objets de notre culte préférablement aux siens, ce qui ne change rien aux principes et aux règles de son Art.

Nous ne nous étendrons pas davantage sur l'utilité de ce petit Ouvrage traduit il y a plus de vingt ans. On s'est décidé à le publier pour en faire jouir les personnes qui s'occupent d'observer l'état de leur santé, et qui cherchent soigneusement à prévenir le mal et à y remédier. Si cette traduction reçoit l'accueil favorable qu'on en attend, elle sera suivie d'autres traductions plus amples, mais dans un genre instructif et amusant, sur les jugemens des songes, tirés également d'Auteurs grecs anciens, curieux par leur singularité dans leurs diverses interprétations.

TRAITÉ D'HYGIÈNE D'HIPPOCRATE.

Quiconque pourra se flatter de bien connaître l'art de conjecturer par les songes, ne tardera point à s'apercevoir combien ils sont utiles et importans pour découvrir en tout la vérité. En effet, lorsque l'ame veille pour satisfaire aux besoins du corps et lui fournir les forces et les secours qui lui sont nécessaires; comme alors elle est répandue et partagée, pour ainsi dire, entre les diverses parties de la matière, elle ne peut nullement s'occuper d'elle-même : elle est au contraire toute entière à chacune des fonctions du corps, telles que l'ouïe, la vue, le toucher, la marche, toute espèce d'action, et enfin la pensée. Ses facultés étant ainsi absorbées, elle ne peut donc rien faire pour son propre compte. Mais quand le corps prend du repos, l'ame se livre alors à son mouvement naturel; et se retirant en quelque sorte des diverses parties du corps, elle se renferme dans son véritable domicile, pour se livrer en toute liberté à ses propres fonctions. Car, lorsque le corps est engourdi par le sommeil, il devient insensible; mais l'âme qui toujours veille, sent au contraire accroître et son activité et ses connaissances; alors elle voit et elle entend tout ce qu'il faut voir et entendre; elle marche, elle touche, elle s'afflige et raisonne sur tout avec une promptitude étonnante; et durant le sommeil elle veille à tout dans son propre domaine, et s'y acquitte en même tems et de ses propres devoirs et de toutes les fonctions du corps. Si donc quelqu'un d'un jugement sain et droit peut se flatter de parvenir et d'atteindre à de si hautes conceptions, il pourra passer avec raison pour avoir acquis les plus grandes lumières, et avoir atteint le plus haut degré de sagesse.

Je sais bien qu'il se trouve des hommes assez instruits pour interpréter avec toute l'exactitude et la précision possibles l'espèce particulière de songes qu'on appelle *divins*, et qui ont pour but d'annoncer aux nations ou aux particuliers quelque évènement heureux ou malheureux qui doit être ou le châtiment de leurs crimes, ou la récompense de leurs vertus; mais en voulant de même interpréter les songes dans lesquels l'ame nous indique d'avance les affections futures du cœur humain, affections qui procèdent ou de plénitude, ou d'inanition, ou de surabondance des principes constitutifs, ou de quelque changement dans les habitudes, ils ne s'aperçoivent pas que, si quelquefois ils rencontrent la vérité, souvent aussi ils tombent dans l'erreur, parce que dans l'un et dans l'autre cas, ils ignorent les principes sur lesquels reposent leurs raisonnemens qui les trompent sur la source où ils ont puisé la vérité ou l'erreur. C'est pour cela qu'ils annoncent vaguement qu'il faut prendre garde aux accidens qui pourraient en résulter; mais ils n'indiquent point les moyens propres à éviter ces accidens dont on est menacé; ils ordonnent seulement qu'il faut adresser des vœux aux dieux immortels, ce qui assurément est très-bon et ce par où il faut commencer, mais il n'en faut pas moins, après cela, que nous nous aidions nous-mêmes, et que nous nous occupions de la recherche des moyens propres à nous guérir. Voici donc la méthode que je crois devoir prescrire à cet égard.

Si pendant la nuit nous avons l'esprit occupé de ce que nous faisons dans la journée, et que durant le sommeil nous croyions nous livrer au même commerce honnête et utile, aux mêmes opérations, aux mêmes affaires, aux mêmes travaux, ou enfin aux mêmes projets dont nous sommes occupés pendant le jour, nous devons regarder comme heureux un pareil songe; car alors il est pour nous un présage et un signe de santé, parce que l'ame ne persiste dans les résolutions qu'elle a prises pendant le jour que parce qu'elle n'est point tourmentée par la plénitude, ou exténuée par l'inanition, ou parce qu'elle n'est point préoccupée par une infinité d'objets ou de corps étrangers qui ordinairement l'environnent.

Mais quand les songes sont tellement en opposition avec nos occupations journalières qu'ils n'ont aucun rapport avec elles, ils annoncent alors le trouble et le désordre de la machine (de l'économie animale). C'est pourquoi le mal dont on est menacé sera plus ou moins grave, en raison de l'agitation plus ou moins forte que l'ame aura éprouvée.

Je n'ai point ici le dessein d'indiquer si l'on doit, oui ou non, détourner la colère des dieux de dessus les maux dont nous sommes menacés; mais je prétends qu'avant tout l'on doit s'occuper promptement des moyens de pourvoir à la santé du corps humain : car, lorsqu'il y a plénitude d'humeurs, tout ce qui devient superflu empêche nécessairement le libre exercice des facultés de l'ame. Si donc ce qui lui est contraire est trop fort (si le mal que l'on ressent est trop grave), il est bon alors d'avoir recours au vomitif, et de ne prendre pendant cinq jours que des alimens très-légers, puis ensuite se promener après le repas, marcher fréquemment et aller un peu vîte, et en outre faire des exercices modérés.

Si ce qui s'oppose au libre exercice des facultés de l'ame est moins fort (si le mal que l'on ressent est moins grave), alors ne prenez point de vomitif, mais retranchez le tiers des alimens que vous avez habitude de prendre, et cela pendant cinq jours; ensuite promenez-vous souvent et pressez votre marche; faites effort de la voix; adressez des vœux aux dieux immortels, et par ce moyen vous viendrez à bout d'appaiser le trouble et l'agitation, et de rétablir l'équilibre de la machine (l'économie animale).

Quiconque se sera imaginé voir en dormant le soleil ou la lune sans aucune obscurité, ou un ciel pur et serein, ou les étoiles étincelantes de lumière, et enfin chacun de ces astres conservant entr'eux l'ordre et le mouvement qui leur est naturel, pourra regarder ce songe comme très-favorable, car il est pour lui un présage de la santé la plus parfaite et des bons principes qui la constituent par l'ordre et l'harmonie qui règnent dans les diverses parties de son corps et la circulation du sang; c'est pourquoi il faudra bien conserver sa manière de vivre actuelle et le régime que l'on tient en ce moment. Mais dans le cas d'une vision contraire pendant son sommeil, c'est-à-dire dans le cas où le soleil et la lune nous auraient paru obcurcis, où le ciel ne nous aurait pas paru pur et serein, ni les étoiles étincelantes, alors le corps est menacé d'une maladie quelconque; et la maladie sera plus ou moins grave, suivant la nature des indices, c'est-à-dire, en raison de l'obscurité plus ou moins grande de ces mêmes astres que l'on aura vus en songe, ou de leur désordre plus ou moins apparent qui en aura été l'objet.

Or, telle est la marche naturelle, l'ordre et le mouvement régulier que ces astres conservent entr'eux : les diverses planètes se meuvent dans leurs orbites respectives; le soleil occupe le centre de l'univers, et la lune parcourt sa carrière dans la voûte des cieux.

Si l'on s'imagine voir quelqu'un de ces astres perdre son éclat ou sa lumière, ou être obscurci par quelques taches ou vapeurs nébuleuses, ou s'éclipser entièrement, ou se déranger de sa place ou de son orbite ordinaire, il faut alors s'attendre à avoir une maladie dont le siège sera dans la partie du corps qui répond à cet astre qui vous aura paru subir quelque changement.

Si quelqu'un de ces astres n'a paru être obscurci que par les vapeurs de l'atmosphère ou par quelque nuage, les évènemens du songe seront moins importans, et l'indisposition ne sera que légère; si au contraire la grêle ou la pluie en ont intercepté la lumière, l'évènement du songe deviendra plus sérieux, et le mal sera plus grave ; car alors ce songe annonce un surcroît d'humeurs pituiteuses dans les parties intérieures du corps ; et dans ce cas il devient nécessaire d'exciter la plus abondante transpiration, d'abord par quelque course légère, ensuite par des courses plus fréquentes et mêmes précipitées que l'on fera sans se dégarnir d'aucun de ses vêtemens. On aura soin aussi, après avoir fait cet exercice, de beaucoup se promener à jeun ; il faudra de plus faire diète pendant cinq jours consécutifs, et à cet effet se priver du tiers de sa nourriture ordinaire. Si la maladie devient plus sérieuse, il sera nécessaire alors de faire usage de bains chauds et de fumigations ; car, comme ce sont les extrémités du corps vers lesquelles il faut attirer la transpiration, c'est aussi par en bas que doivent se faire les secrétions, puisque le siège de la maladie se trouve établi dans la circonférence du corps. Il convient aussi de ne faire usage que d'alimens très-secs, acides, âpres et sans mélange, et ensuite se livrer à des travaux ou fatigues propres à absorber la masse des humeurs et à opérer une dessication convenable.

Si dans le songe la lune a paru subir quelqu'un des changemens ou des accidens dont je viens de parler, il sera prudent de s'occuper du dedans du corps, c'est-à-dire des parties internes, et pour cela il faudra provoquer le vomissement par des nourritures âcres et piquantes, salées et détersives; et après avoir fait des courses vives et répétées et des promenades fréquentes, il faudra fortement exercer l'organe de la voix et donner du jeu aux poumons; et l'on fera une diète supportable, en ne prenant des alimens qu'avec une extrême modération, et une quantité bien déterminée. Il faudra donc s'occuper sérieusement du dedans du corps, afin d'éviter que le mal ne gagne au dehors.

Si dans le songe le soleil a paru éprouver quelques-uns de ces mêmes accidens, le mal sera infiniment plus grave et plus difficile à guérir; et alors il faudra employer un traitement qui soit applicable tant au dedans qu'au dehors du corps, c'est-à-dire aux parties internes et aux parties externes; et pour cela il faudra provoquer le vomissement et exciter une abondante transpiration; il faudra faire des courses vives et répétées tant en ligne droite qu'en faisant plusieurs circuits. Il faudra ensuite se promener fréquemment et se livrer à des exercices et à des travaux de tout genre. On aura également soin, après avoir convenablement vomi et suffisamment évacué, d'observer pendant cinq jours consécutifs un régime exact, en ne prenant qu'une très-petite quantité d'alimens salubres et légers.

Lorsqu'on s'imagine voir sous un ciel pur et serein les astres accablés et languissans par l'excès de la sécheresse, au point de ne pouvoir s'élever à la hauteur de leurs orbites respectives, on est alors menacé de maladie. C'est pourquoi il faudra modérer ses travaux, faire usage des liquides et d'alimens doux, rafraichissans, froids et humides, prendre des bains, éviter tout ce qui peut troubler la tranquillité de l'esprit, et donner plus de tems au sommeil, jusqu'à ce qu'enfin l'agitation du corps soit appaisée et que la santé soit parfaitement rétablie.

Si la cause de l'accablement et de la langueur de ces mêmes astres a paru provenir du feu ou de la chaleur, on doit alors en conclure qu'il y a surabondance de bile jaune; et alors il faudra toujours avoir recours au régime que je viens d'indiquer ci-dessus.

Si les astres avaient paru succomber à leur oppression et à leur accablement, et disparaître totalement, il y aurait alors tout à craindre de la maladie dont la mort serait infailliblement le terme.

Mais si ces astres ont paru avoir tout leur éclat, toute leur force et toute leur vivacité, et que leur ennemi ait paru prendre la fuite, et que cette fuite ait paru prompte, parce qu'elle aura été provoquée par la poursuite de ces mêmes astres, celui qui a un pareil songe est en danger d'avoir l'esprit aliéné ou la tête dérangée, s'il ne prévient cette maladie par les remèdes suivans. Or il ne pourra mieux faire que de mener un régime tout particulier en faisant usage d'ellébore, ou du moins il sera très-à-propos qu'il boive beaucoup d'eau, qu'il mange peu et qu'il s'abstienne de vin; et s'il se permet d'en boire, que ce soit du vin blanc, doux, léger et point capiteux; car tout ce qui serait âcre, dessicatif et échauffant ne lui vaut rien et lui est même contraire. Il en est de même des choses salées. Il sera bon qu'il se livre à ses travaux ordinaires, et qu'il fasse des courses fréquentes, revêtu de ses habillemens ordinaires. Uu sommeil doux et tranquille, le calme et le repos de son imagination seront infiniment propres à le soulager; mais cela n'empêchera pas qu'il se livre, comme je viens de le dire, à ses travaux et à ses exercices ordinaires. Il se promenera après le diner. Il sera également bon qu'il transpire dans un bain, et qu'ensuite il vomisse; il aura soin de manger peu, c'est-à-dire de faire diète pendant trente jours, ou du moins il ne fera usage que d'alimens doux, légers et rafraichissans, de manière à pouvoir vomir deux fois par mois.

Si les étoiles paraissent errer çà et là sans l'impulsion d'aucune cause étrangère, elles sont le présage du trouble dont l'ame sera affectée par les soucis et les chagrins. Pour remédier à ce mal, il convient donc de se tranquilliser l'esprit, de calmer son imagination et de prendre un peu de relâche, en se procurant quelque spectacle riant, agréable et plaisant, ou en assistant à deux ou trois représentations de comédie; car alors ce remède doit produire raisonnablement son effet, ou bien il surviendrait une maladie assez grave pour exiger un traitement plus sérieux.

Si les astres qui paraîtront s'échapper de leurs orbites, poursuivent leur cours directement et selon leur marche ordinaire d'occident en orient, avec toute leur pureté et leur clarté, c'est-à-dire sans aucune tache, ils sont alors le présage d'une bonne santé; et elles indiquent que le corps, pendant le sommeil, se purge du peu d'humeurs qui règne dans ses diverses parties. En effet tout ce qui se porte ou ce qui dépose dans les intestins, ou ce qui est surabondant dans la chair, se détache de toutes les parties de la circonférence de la machine.

Mais si ces mêmes astres ont paru noirs ou obscurcis par quelques taches, et se mouvoir en sens contraire de leur marche naturelle, c'est-à-dire d'orient en occident, et se précipiter dans la mer ou sur la terre, ou s'élever au-delà de leurs orbites, ils sont le présage d'une maladie grave et sérieuse. Ceux qui s'élèvent au-dessus de leurs orbites sont le présage de maux de tête occasionnés par l'ascension des vapeurs qui, se distillant ensuite, retombent en se condensant, et produisent les fluxions. Ceux qui se précipitent dans la mer annoncent qu'il surviendra quelque éruption dans la peau, quelques enflures dans les chairs ou quelques autres tumeurs contre nature. Il sera donc bon et avantageux de se priver du tiers de ses alimens ordinaires et suivre ce régime pendant quatre jours, et dans cet intervalle se procurer le vomissement; et après l'avoir réitéré pendant quatre autres jours, on pourra reprendre sa nourriture ordinaire.

Si l'on s'imagine apercevoir que dans le ciel ces mêmes astres soient fixes et stables, c'est-à-dire dans un véritable repos, et qu'ils conservent en outre tout leur éclat et toute leur pureté, malgré qu'ils soient humides, ils sont alors un présage de santé; car on doit présumer que cette douce et salutaire rosée nous vient d'en haut, parce qu'en effet l'ame (cette sublime partie de la divinité) ne se voit dans cette heureuse disposition que parce qu'elle s'est sentie toute pénétrée des faveurs de la divinité elle-même.

Mais si l'on s'imagine apercevoir tout le contraire, c'est-à-dire si l'on s'imagine que ces mêmes astres sont obscurs, noirs ou empreints de quelques autres taches ou défauts, on est alors en danger de maladie qui ne sera point occasionnée ni par la plénitude d'humeurs, ni par l'inanition, mais bien par toute autre cause externe et étrangère ; et alors il faudra, pour parvenir à se guérir, s'exercer par les courses les plus vives et les plus fréquentes, jusqu'à ce qu'enfin le corps étant raisonnablement fondu et exténué, ayant perdu de l'embompoint dont il est surchargé, et ayant aussi perdu pour ainsi dire le souffle, il se sente débarassé du mal qui le tourmente. Après avoir suffisamment couru, qu'on se contente seulement de marcher à grands pas et vivement. Le malade finira ensuite par faire usage pendant quatre jours d'alimens doux et légers.

Le songe dans lequel on s'imagine recevoir de Dieu lui-même quelque faveur ou présent, est la preuve la plus complète d'une santé parfaite, puisqu'il est le gage certain de la pureté des substances qui s'introduisent dans le corps humain.

Le songe contraire est du plus mauvais présage, car il annonce que la maladie est déjà fixée dans le corps; et pour y porter remède, il faut alors recourir au traitement que j'ai indiqué ci-dessus.

Le songe dans lequel on s'imagine voir

tomber une pluie douce et légère sous un ciel doux et tempéré, accompagnée d'une fine rosée qui ne ressemble point à ces ouragans d'hiver, est d'un bon présage, car il annonce que, d'après une pareille température, les parties du corps humain seront pénétrées d'un air également pur et modéré.

Au contraire les pluies fortes et orageuses, celles d'hiver et celles qui produisent les tempêtes, et dont l'effet est de rendre les eaux fangeuses, sont le présage de maladies occasionnées par l'influence d'un air trop épais (lourd et surchargé de vapeurs malsaines); et alors il ne faut faire usage que d'une très-petite quantité d'alimens, et s'assujétir à une diète rigoureuse.

Tels sont les différens rapports sous lesquels on doit considérer les corps célestes; et suivant qu'ils auront été aperçus en songe, il faut leur appliquer les diverses interprétations que je viens de décrire, et s'astreindre aux divers régimes qui conviennent aux diverses maladies qu'ils annoncent. Ensuite on peut adresser des vœux et des supplications aux dieux immortels, et les remercier dans le cas où le songe est favorable ; et dans le cas contraire, c'est-à-dire si le songe est d'un présage sinistre, il faut appaiser leur courroux, et se rendre propices celles des divinités dont la puissante intervention éloigne des humains les maux et les malheurs dont ils sont menacés.

Les corps célestes ne sont point l'unique source des pronostics de l'état futur de santé ou de maladie ; les objets terrestres servent également à le faire connaître ; et on ne doit nullement négliger de fixer son attention sur eux. Ainsi l'on doit conjecturer que l'on jouira d'une bonne santé, lorsqu'en songe on se sera imaginé avoir la vue très-perçante, ou l'ouïe infiniment délicate et fine, ou la démarche ferme et assurée, ou courir avec légèreté sans craindre ni hésiter, sans se blesser ni même heurter le pied, ou apercevoir la terre bien labourée et bien cultivée, ou voir des arbres verdoyans et fleuris ou en plein rapport et chargés de fruits d'une douce et agréable saveur, ou voir des fleuves et des rivières rouler majestueusement les flots d'une onde pure et limpide sans se tarir ni se déborder, ou enfin lorsqu'on se sera imaginé contempler le cristal de quelques sources, puits ou fontaines (dont les eaux tranquilles, pures, limpides, et en quantité suffisantes sont également le présage et l'indice d'une bonne santé). On doit également s'attacher aux diverses fonctions du corps humain qui sont autant d'indications nouvelles pour juger de l'état de santé ou de maladie où l'on se trouve, comme de s'imaginer en songe que la digestion, le chyle et les excrétions se font parfaitement bien. Tout ceci est sans contredit le présage de la force et de la bonne constitution du corps.

Par une raison contraire, toute vision ou tout songe diamétralement opposé à ceux dont je viens de donner l'interprétation, doivent être regardés comme le présage d'une indisposition future. Par conséquent, si l'on s'imagine être affecté dans les organes de la vue ou de l'ouïe, on peut être assuré que l'on éprouvera des vertiges, et que la tête sera malade ; et alors, sans s'astreindre à suivre un nouveau régime, on se contentera de se promener fréquemment dès le matin, et surtout après le dîner. Si l'on s'imagine être gêné dans l'exercice de ses jambes, il faudra recourir aux vomitifs pour procurer une évacuation convenable ; et il faudra de plus joindre à sa manière ordinaire de vivre l'exercice de la lutte. La vision de champs incultes, l'aspect hideux de terres qui n'offrent que glèbe et aspérités, est l'indice des matières impures qui doivent affluer vers les chairs, et qui menacent de les corrompre. Il est donc urgent de faire beaucoup d'exercice, et en outre de se promener très-fréquemment.

La stérilité des arbres annonce la corruption de la liqueur séminale. Si l'on s'est imaginé voir tomber les feuilles des arbres, on doit en conclure que l'on a un tempérament froid et humide, et que par conséquent les alimens secs et échauffans lui conviennent de préférence. Si au contraire l'on s'imagine voir les arbres bien garnis de feuilles ; mais manquant de fruits, on doit en conclure que l'on a un tempérament sec et échauffé, et que par conséquent il faut user de liquides et de raffraichissans.

Les fleuves et rivières vus en songe tout différemment qu'à leur ordinaire, indiquent le mouvement du sang. Si donc on s'est imaginé les voir se gonfler ou se déborder, on doit en conclure qu'il y a excès et surabondance de sang, et par conséquent que l'on a besoin de s'astreindre à une diète rigoureuse. Si au contraire l'on s'est imaginé les voir taris et desséchés, on doit juger qu'il y a appauvrissement de sang; et qu'on a besoin d'une nourriture aussi abondante que succulente. Lorsque les eaux d'un fleuve ont paru en songe troubles et fangeuses, elles annoncent le trouble et le désordre dans la machine, occasionnés par des matières hétérogènes charriées par le sang; et alors, pour lui rendre sa pureté primitive, il faut faire beaucoup de courses et de longues promenades au moyen desquelles, les esprits animaux étant une fois fortement excités, le sang reprendra alors son cours naturel.

Les sources, les puits et les fontaines vus en songe, indiquent que la vessie est gonflée de vents; et en ce cas il faudra recourir aux remèdes propres à dégager les voies urinaires, et à procurer de copieuses évacuations.

Le songe dans lequel on voit les flots de la mer fortement agités, indique toutes espèces de maux de ventre, tels que la colique, le relâchement et toutes autres maladies de ce genre ; et pour cet effet, il faudra user de purgatifs doux et légers pour faire couler par en bas tout ce qui peut gêner les fonctions des intestins.

Le songe dans lequel on s'imagine sentir un tremblement de terre, ou sa maison s'ébranler jusques dans ses fondemens, est un présage de maladie de langueur pour tout homme qui en ce moment se porte bien encore ; pour le malade au contraire, ce songe lui est favorable, puisqu'il lui annonce que son état sera sensiblement amélioré, et qu'il ne tardera point à entrer en pleine convalescence ; il se gardera donc bien de rien changer au régime qui lui est prescrit, puisque la nature elle-même opère un changement en sa faveur. Il n'en est pas de même de l'homme qui n'est point encore malade, il doit promptement pourvoir à sa santé ; et s'il est jugé nécessaire de lui prescrire un nouveau régime, il doit, avant tout, prendre de quoi vomir, et ne prendre ensuite qu'une nourriture infiniment légère, puisqu'en ce moment il se fait un changement total dans les principes constitutifs de son tempérament.

Lorsqu'on s'imagine voir un déluge ou la mer se déborder sur le continent, on ne doit s'attendre qu'à des maladies occasionnées par la surabondance des humeurs; alors les vomitifs, la diète, les travaux, l'exercice et les alimens secs sont les remèdes qu'il convient d'employer, avant de retourner à ses habitudes ordinaires qu'on aura soin de ne reprendre que par degrés.

Il n'est point d'un heureux présage de voir la terre hâlée, brûlée, desséchée, noirâtre et calcinée, car on doit s'attendre à être bientôt attaqué d'un mal violent qui nous conduirait infailliblement au tombeau, si l'on ne s'empressait de le prévenir par les remèdes les plus efficaces, parce qu'en effet ce songe annonce une ardeur excessive et une sécheresse extrême dans les chairs et dans la peau; il faut donc se calmer et se livrer au repos le plus parfait. Il faut s'abstenir des alimens secs, échauffans, âcres et piquans, des substances diérétiques, se contenter d'une tisanne légère, d'une simple décoction, d'une très-petite quantité d'alimens doux et légers, ne boire d'autre vin que du blanc qui contienne beaucoup de parties aqueuses, prendre souvent des bains chauds, et n'y entrer jamais à jeun, se reposer sur un lit mollet, avoir l'esprit tranquille et éviter soigneusement la rigueur du froid et l'ardeur du soleil.

On ne peut augurer que défavorablement du songe dans lequel on s'imagine uriner dans la mer, dans un fleuve ou une rivière, dans un lac ou un étang, car ce songe indique surabondance d'humeurs; il convient alors de manger très-peu, de faire de l'exercice et de beaucoup fatiguer; et si, lorsqu'on a un pareil songe, on est alors tourmenté de la fièvre, on peut espérer d'en être bientôt débarrassé, puisque l'abondance des humeurs suffira pour éteindre le feu dévorant dont on est consumé.

Il est d'un heureux augure pour la santé, lorsqu'en songe on s'imagine voir quelque membre ou partie de son corps, ou ce qui tient à notre propre substance, conserver des proportions telles qu'il n'y ait ni accroissement ni diminution, et qu'enfin les choses demeurent dans leur état ordinaire et naturel.

On peut aussi augurer favorablement du songe dans lequel on s'imagine être vêtu de riches habits d'une blancheur resplendissante, ou être chaussé magnifiquement; car alors on est assuré de jouir de la plus brillante santé.

Toute conformation, configuration et proportion des membres différente de celle que la nature nous a donnée, n'annonce rien de bon. Encore est-il moins favorable d'avoir songé l'accroissement de quelques parties du corps, car leur diminution est tout-à-fait sinistre, puisque dans ce dernier cas on ne peut y remédier qu'en augmentant la dose des alimens, tandis que dans le cas d'accroissement, il devient absolument nécessaire de faire diète.

Tout ce qui en songe nous paraît noir, affreux, capable de nous effrayer, et qui tend à nous amener des maladies, est encore d'un augure bien plus sinistre; il faut dans ce cas corriger cette mauvaise disposition par l'usage des humectans et des adoucissans.

De même tout ce qui en songe nous paraît nouveau, désigne un changement notable dans la constitution de la personne pour qui cette vision a eu lieu.

On peut se flatter de jouir d'une bonne santé, lorsqu'en songe on s'imagine voir des personnes défuntes revêtues d'habillemens blancs, ou dans un état resplendissant de propreté.

Il en est de même du songe dans lequel on s'imagine recevoir des morts quelqu'objet d'une grande pureté, car la salubrité des alimens est une des causes immédiates de la santé; et en effet ce sont toutes substances mortes qui nous servent d'alimens et qui entretiennent et augmentent en nous, et nos forces et la liqueur séminale; ce sont enfin autant de germes dont le développement concourt aux vœux de la nature. Lors donc qu'infiniment pures, elles sont introduites dans le corps humain, et qu'elles s'y décomposent pour passer en notre propre substance, elles y établissent nécessairement la santé.

Le songe serait au contraire défavorable si l'on s'imaginait voir les morts dans un état de nudité, et revêtus d'habillemens noirs, sales, mal-propres et dégoûtans, ou si l'on s'imaginait les voir prendre ou enlever quelques objets de notre maison, car on n'en doit attendre que maladies, ce qui dénote que les alimens dont on fait usage sont contraires à notre tempérament; et alors il faut beaucoup courir et se promener, et ne prendre qu'une nourriture douce et légère, après qu'on aura fait usage de quelques vomitifs.

Lorsqu'en songe des spectres et des monstres d'un aspect épouvantable s'offrent à la vue et effraient l'imagination de celui qui les voit en songe, il faut en conclure que l'estomac est surchargé d'alimens auxquels il n'est point accoutumé, et qu'il en est gonflé. On est alors menacé, ou d'une colique bilieuse (appelée *cholera morbus* ou *miserere*), ou de quelqu'autre maladie très-dangereuse. Il faudra donc recourir promptement aux vomitifs, et ne prendre pendant cinq jours qu'une nourriture très-légère, et en assez petite quantité pour redonner du ton à l'estomac ; il faudra s'abstenir de tous alimens âcres, piquans, secs et échauffans ; il faudra faire de l'exercice, se livrer aux travaux qu'exige la nature et que comportent les forces ordinaires ; il faudra en outre se promener régulièrement après le dîner ; il faudra prendre des bains chauds et employer des vapeurs chaudes et les fumigations (recevez même, s'il en est besoin, les douches) ; il faudra aussi avoir l'esprit libre et tranquille, et éviter également la rigueur du froid et l'ardeur du soleil.

Lorsqu'en songe on s'imagine boire ou manger ce que l'on a habitude de prendre dans la journée, on doit en conclure qu'on ne se nourrit point assez, ou qu'on a de la propension vers la mélancolie.

Lorsqu'en songe on s'imagine voir ou manger des viandes très-succulentes, c'est-à-dire des viandes fortes, cela désigne qu'il y a excès dans la nourriture que l'on prend ordinairement. Si les viandes nous ont paru fort tendres et bien mortifiées, elles désignent alors qu'il n'y a qu'une simple surabondance dans les alimens; car en matière d'interprétation de viande, il est indifférent de s'imaginer en voir ou en manger. Pour parer à ces mauvaises dispositions, il ne s'agit, pour tout remède, que de faire abstinence, puisque dans l'un et l'autre cas il y a évidemment excès dans la nourriture habituelle.

Il faut interpréter de même le songe dans lequel il s'agit de pains faits avec du fromage (macaroni).

Il est d'un heureux présage de s'imaginer

boire de l'eau pure, claire et limpide. Tout autre breuvage ou boisson est au contraire d'un sinistre augure.

Tout songe dans lequel on s'imagine être dans la contemplation des objets qui nous sont familiers, dénote un caractère avide et ambitieux (ou du moins annonce que les désirs de l'ame ne sont point satisfaits).

Lorsqu'en songe on s'imagine fuir à la vue de quelqu'objet qui nous effraie, on doit en conjecturer qu'il y a nécessairement trouble et désordre dans l'économie animale, occasionnés par l'ardeur et la sécheresse du sang. Il faut donc recourir aux humectans et aux rafraîchissans.

Lorsqu'en songe on s'imagine livrer un combat, soutenir quelqu'assaut, être lié et garotté par son adversaire, on doit en conclure qu'il y a oppression (cauchemar) résultante d'une superfluité quelconque qui s'oppose à la liberté des fonctions du corps ; et pour remédier à ce mal, il faudra employer les vomitifs, se promener et s'affaiblir les forces par la diète, en ne prenant qu'une nourriture très-légère ; et il faudra suivre ce régime pendant cinq jours, après avoir bien évacué.

Si l'on s'imagine en songe courir, errer çà et là, ou que l'on s'imagine gravir quelque montagne ou colline, on doit égalcment croire qu'il y a embarras, obstacle et difficulté dans les fonctions du corps ; et alors il faut employer les mêmes remèdes et le même régime que je viens d'indiquer ci-dessus.

On doit regarder comme un signe de maladie, ou comme un présage de fureur, le songe dans lequel on s'imagine traverser un fleuve, rencontrer des ennemis armés ou des monstres hideux et d'une difformité épouvantable. Lorsqu'on est obsédé de pareilles visions, il convient d'abord de prendre quelque léger vomitif, puis une très-petite quantité de nourriture douce, légère et délicate, s'exercer fréquemment et se livrer pendant cinq jours aux travaux que comportent les forces du malade, mais jamais après le repas. Il faudra soigneusement éviter l'inaction, les bains, la rigueur du froid et l'ardeur du soleil ; car en suivant ce régime que nous avons déjà prescrit, on peut par ce moyen se promettre de parvenir au parfait rétablissement de sa santé.

CONCLUSION.

Tels sont les remèdes et le régime que, sous les auspices et la puissante intervention des dieux, j'ai cru devoir, d'après mon expérience et mes faibles lumières, prescrire à ceux qui pourraient être menacés de quelques maladies par les divers songes dont j'ai donné l'interprétation.

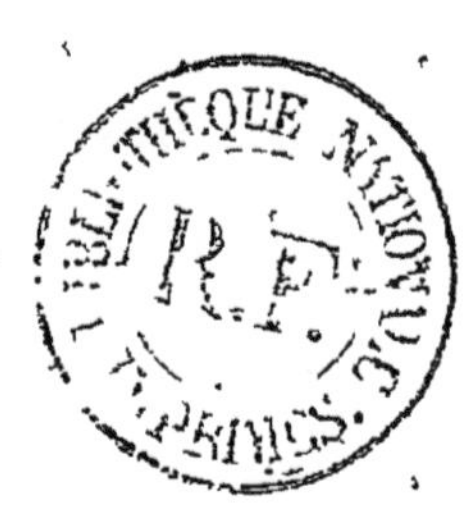

TABLE
DES MATIÈRES.

A.

B.

Pages.

C.

D.

E.

Pages.

M.

N.

Pages.

O.

P.

Pages.

R.

S.

T.

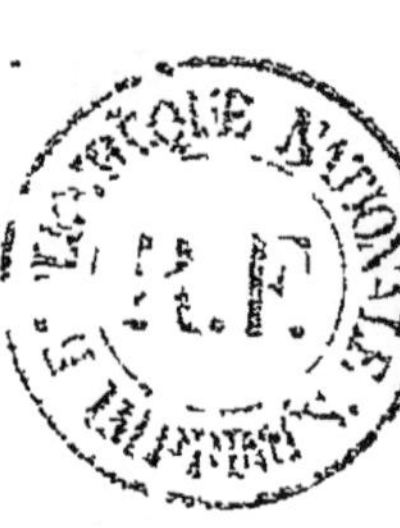

FIN.

www.ingramcontent.com/pod-product-compliance
Ingram Content Group UK Ltd.
Pitfield, Milton Keynes, MK11 3LW, UK
UKHW012109240726
13965UKWH00004B/1652